Mon petit frère a la maladie de Hirschsprung

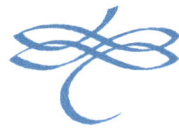

Eric et Isabelle Schnadig

Illustrations d'
Isabelle Schnadig

Mon petit frère a la maladie de Hirschsprung, publié en Décembre 2021
Traduction de l'anglais: Isabelle Schnadig
Edition et Relecture: Nathalie Derhi, Caroline Floccia et Marie Floccia
Maquettiste: Howard Johnson
Illustrations intérieures et extérieures: © Isabelle Schnadig
Photo: Avec l'aimable autorisation et droit d'auteur de la famille Schnadig

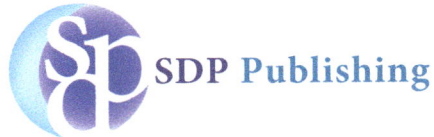

SDP Publishing

Publication SDP

SPD Publishing
Permissions Department
PA Box 26, East Bridgewater, MA 02333
ou envoyez un courriel avec votre demande à: Info@SPDPublishing.com

ISBN-13 (livre imprimé): 978-1-7367204-7-9
ISBN-13 (livre électronique): 978-1-7367204-8-6

CE LIVRE EST DÉDIÉ À CLAIRE, PAUL, NATHALIE
ET LEUR PETIT FRÈRE ADRIEN, AVEC NOTRE
AMOUR ÉTERNEL.

REMERCIEMENTS

Après la naissance de notre fils Adrien, il y a plus de 14 ans, nous recherchions toute information sur la maladie de Hirschsprung (la HSCR). Il n'y avait pas beaucoup de littérature disponible. Aujourd'hui, l'accès aux ressources qualitatives et quantitatives s'est beaucoup amélioré. Cependant il n'y avait toujours pas de livre pour enfants sur la maladie d'Hirschsprung à proprement parler. Nous avons écrit ce livre pour combler ce manque.

Nous sommes heureux de publier ce livre dans le cadre de "REACHirschsprung's Inc", le nom officiel de notre fondation à but non lucratif que nous avons créée il y a 11 ans, dont l'acronyme est REACH (Research, Education and Awareness for Children with Hirschsprung Disease).

Nous exprimons notre profonde gratitude à toutes les personnes qui aident la communauté de la HSCR à faire face aux défis de cette maladie:

- Un grand merci aux chirurgiens, chercheurs scientifiques et autres membres de la profession médicale ainsi qu'aux soignants! Vous contribuez à soigner, à soulager les malades, à découvrir de nouveaux traitements et à nous conseiller les meilleures pratiques et soins à prodiguer aux enfants.

- Un grand merci à tous les parents et familles qui s'occupent des enfants atteints par cette maladie. Y faire face n'est pas une tâche aisée. Le fait d'être entourés d'une communauté de personnes partageant les mêmes défis quotidiens, les joies, les peines et les succès est une aide précieuse et un réconfort pour nous tous.

- Un grand merci au Conseil d'Administration de REACH! Nous sommes extrêmement chanceux de vous avoir trouvés. C'est un bonheur de travailler avec un groupe de parents et de professionnels intelligents, dévoués et agréables comme vous.

Pour finir, nous tenons à remercier notre famille et nos amis exceptionnels. Vous avez rendu notre mission possible en lui donnant un objectif et un sens. De cela, nous vous sommes infiniment reconnaissants.

A PROPOS DE LA MALADIE DE HIRSCHPRUNG (HSCR)

La maladie de Hirschsprung affecte 1 enfant sur 5000 naissances. Ce chiffre représente plus de 850 cas chaque année aux Etats-Unis, et 26 000 cas dans le monde. La maladie est causée par l'absence de cellules ganglionnaires au niveau du colon, laquelle entraine l'impossibilité d'aller à la selle normalement. Elle tient son nom d'Harald Hirschsprung, un médecin pédiatre pathologiste danois qui, au 19ième siècle, a su décrire les formes cliniques et les symptômes de la maladie.

En l'absence de diagnostic et de traitement, la maladie engendre une distension du ventre, une constipation et une entérocolite pouvant entrainer la mort. La sévérité de la HSCR est typiquement liée à la longueur du segment du colon souffrant du manque de cellules nerveuses: les patients avec colon à segment court souffrent moins que ceux avec colon entier.

Cependant lorsque la maladie est diagnostiquée tôt et prise en charge, l'enfant atteint de HSCR peut se développer correctement et vivre normalement.

Pour aider les lecteurs à comprendre la terminologie médicale concernant la HSCR, un glossaire se trouve à la page 25 de ce livre. Les mots en italiques sont inclus dans cette liste.

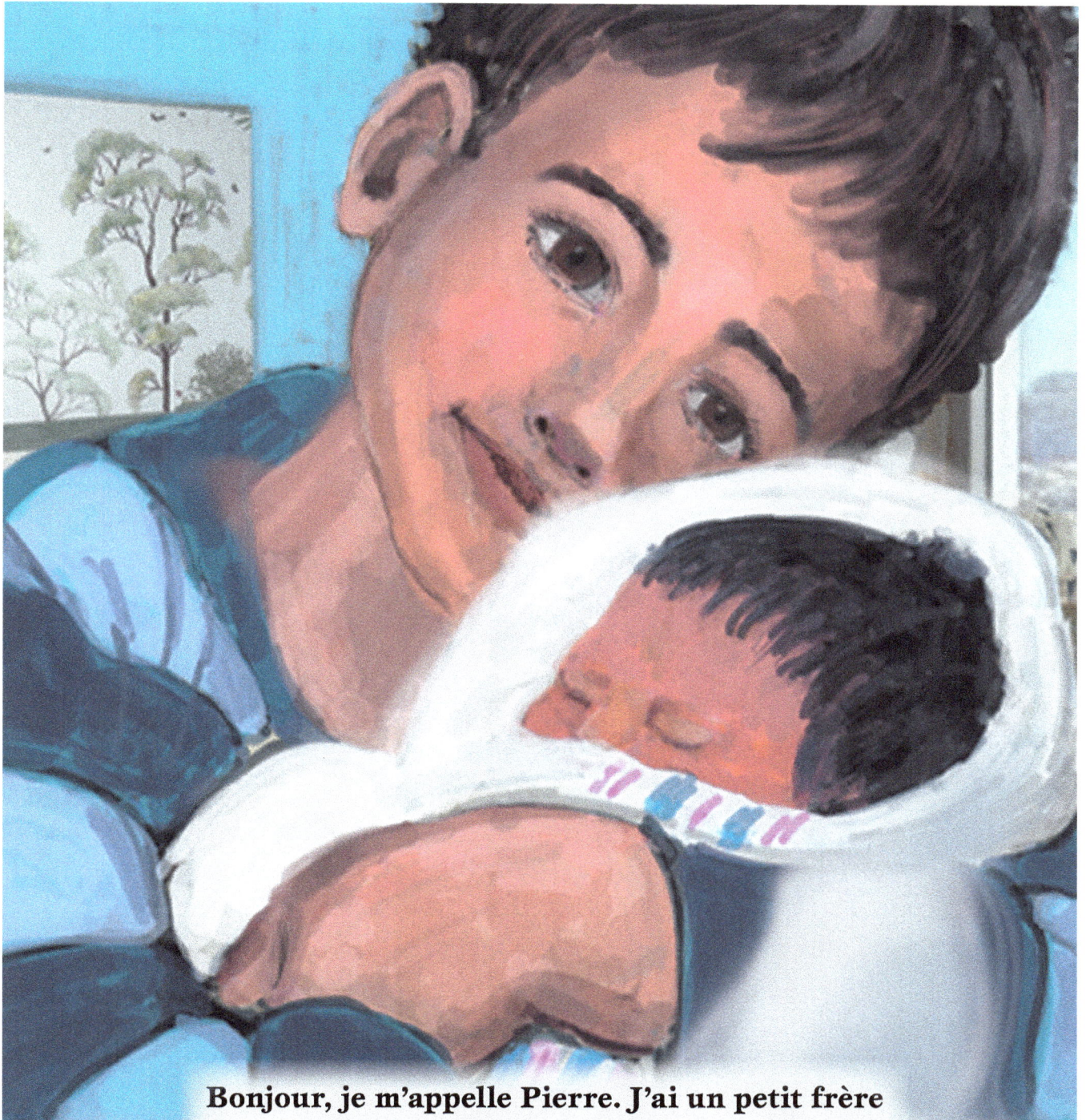

Bonjour, je m'appelle Pierre. J'ai un petit frère qui s'appelle Henri.

Je suis allé le voir le jour de sa naissance.

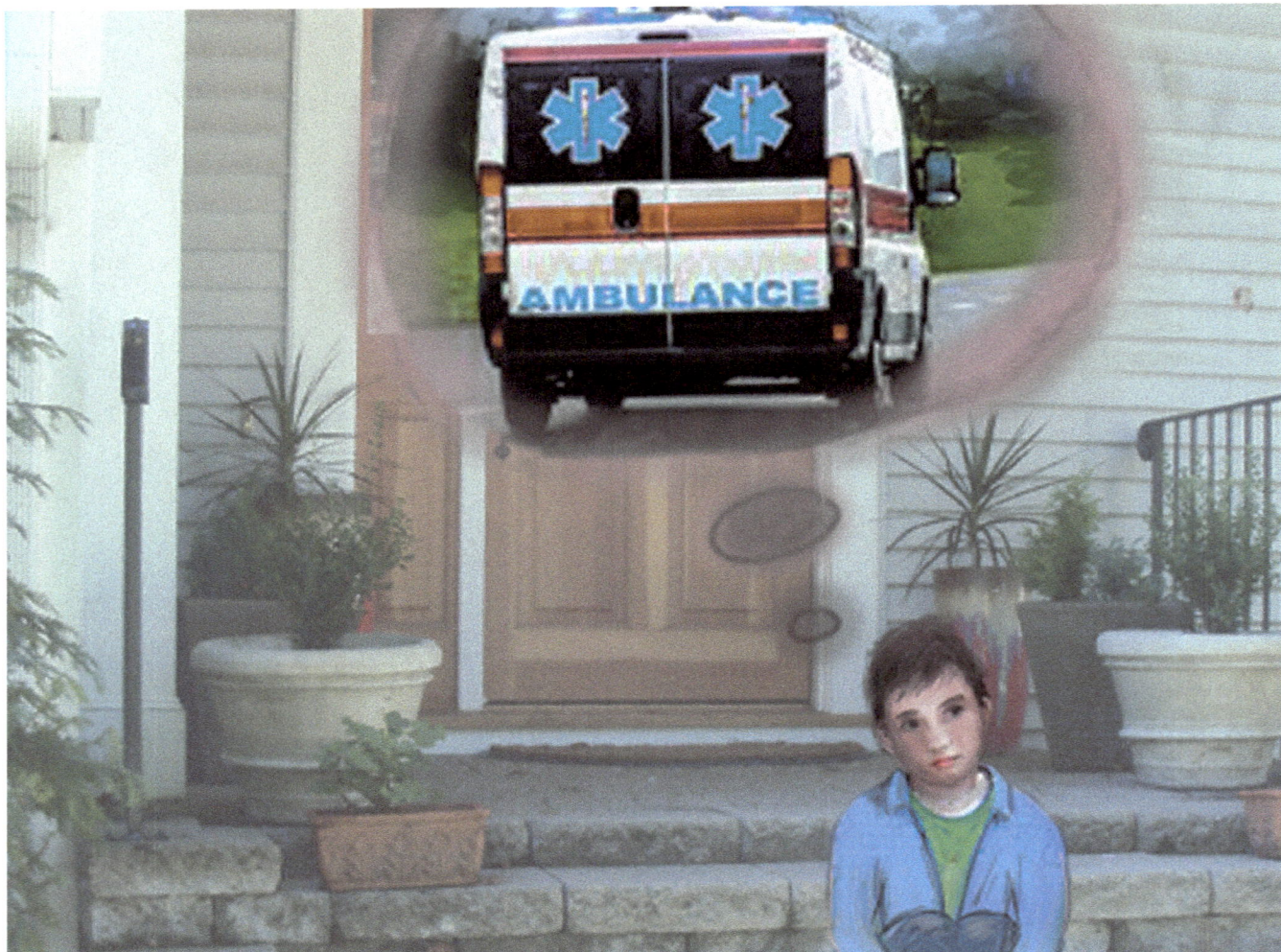

Deux jours après son séjour à la maternité, Henri est tombé malade et a commencé à vomir. Son ventre était très gonflé. Le docteur a dit qu'Henri n'arrivait pas à faire ses premières selles. Le docteur a appelé celles-ci *meconium*.

Le docteur a dit qu'Henri devait aller à un autre hôpital à Boston. Ma mère et mon père sont partis en ambulance avec Henri. Moi j'étais inquiet pour lui.

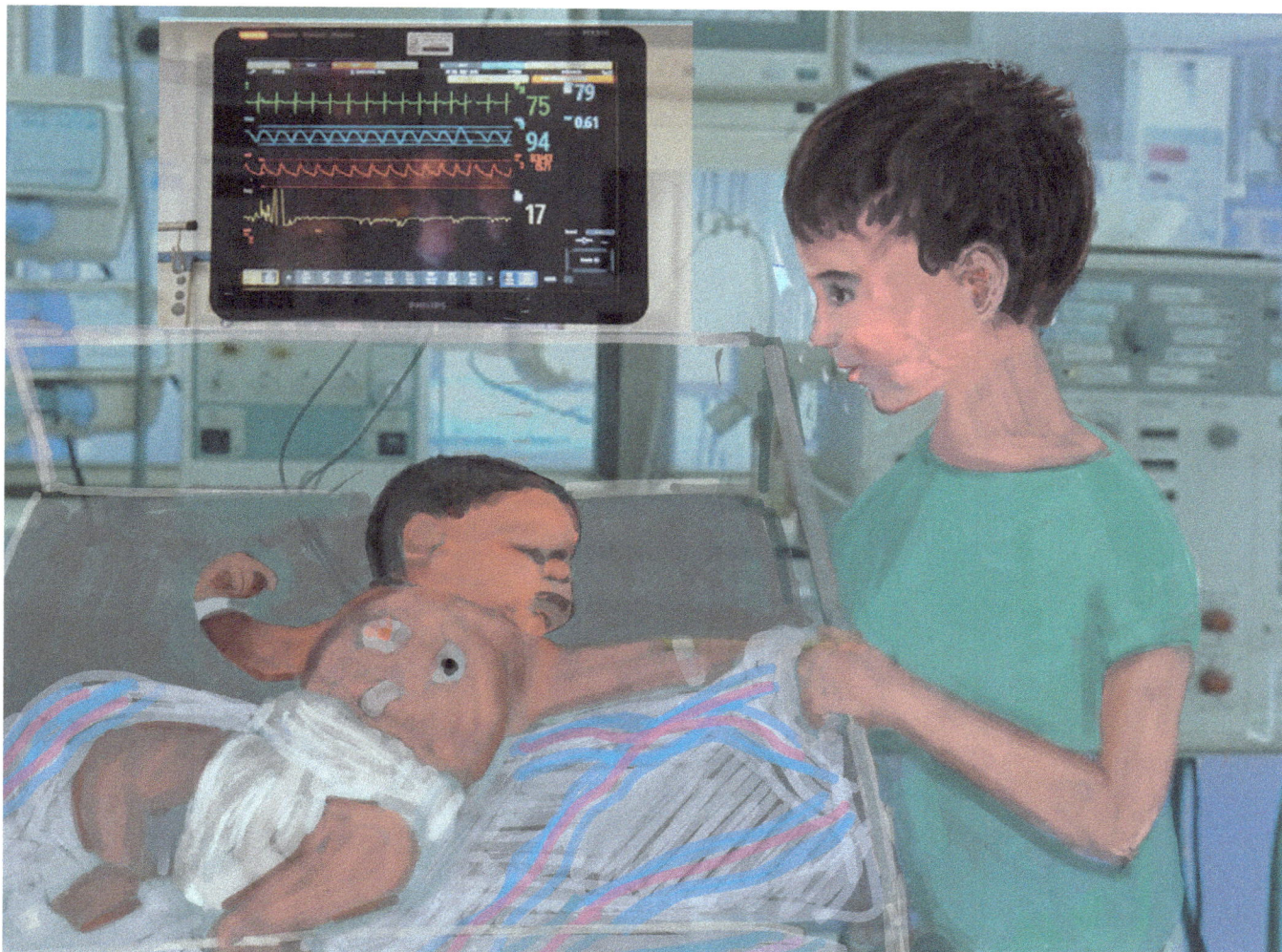

Je suis allé rendre visite à Henri au grand hôpital. Il était dans un service appelé le Service des soins intensifs pour les nouveau-nés. C'est un service spécialisé pour les bébés malades où ils sont plus surveillés par les docteurs et les infirmières.

Je devais me laver les mains à chacune de mes visites. Il y avait des fils attachés à mon petit frère et des machines tout autour de lui.

Les nouveaux docteurs d'Henri ont fait des tests pour déterminer la cause de sa constipation. Ils ont fait une radio de son ventre ainsi qu'une *biopsie* (BI-op-Si) de son rectum. Le jour suivant, son docteur nous a dit que c'était la maladie de Hirschsprung.

Le docteur nous a expliqué que le *colon* d'Henri ne fonctionnait pas correctement. Son colon ne pouvait ni se contracter ni se relaxer comme le mien, et donc aucune selle ne pouvait sortir.

Le colon d'Henri s'était formé sans cellules nerveuses. Le docteur a nous expliqué que ces cellules nerveuses étaient appelées les *cellules ganglionnaires*.

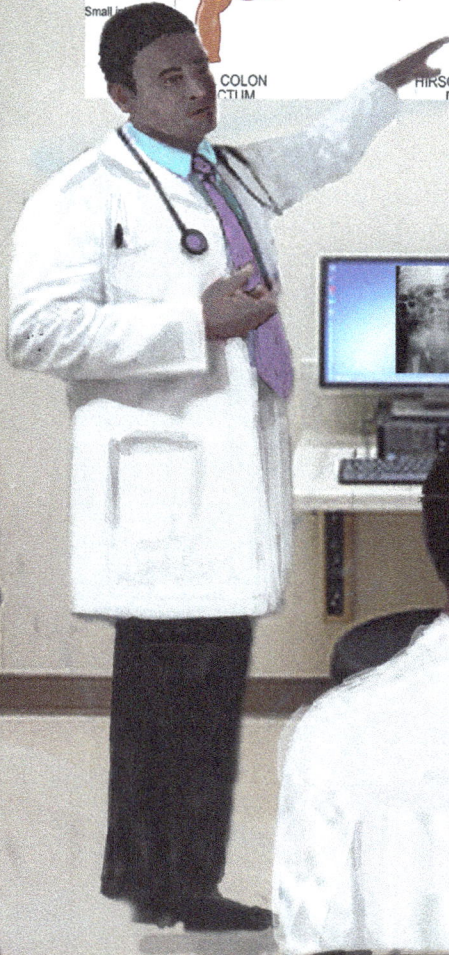
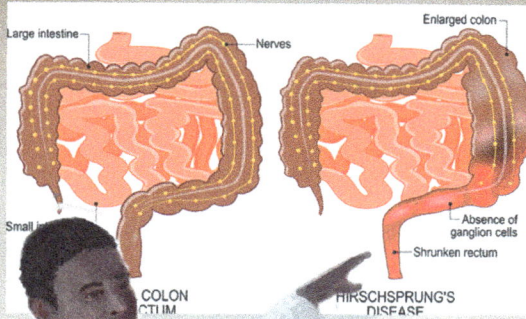

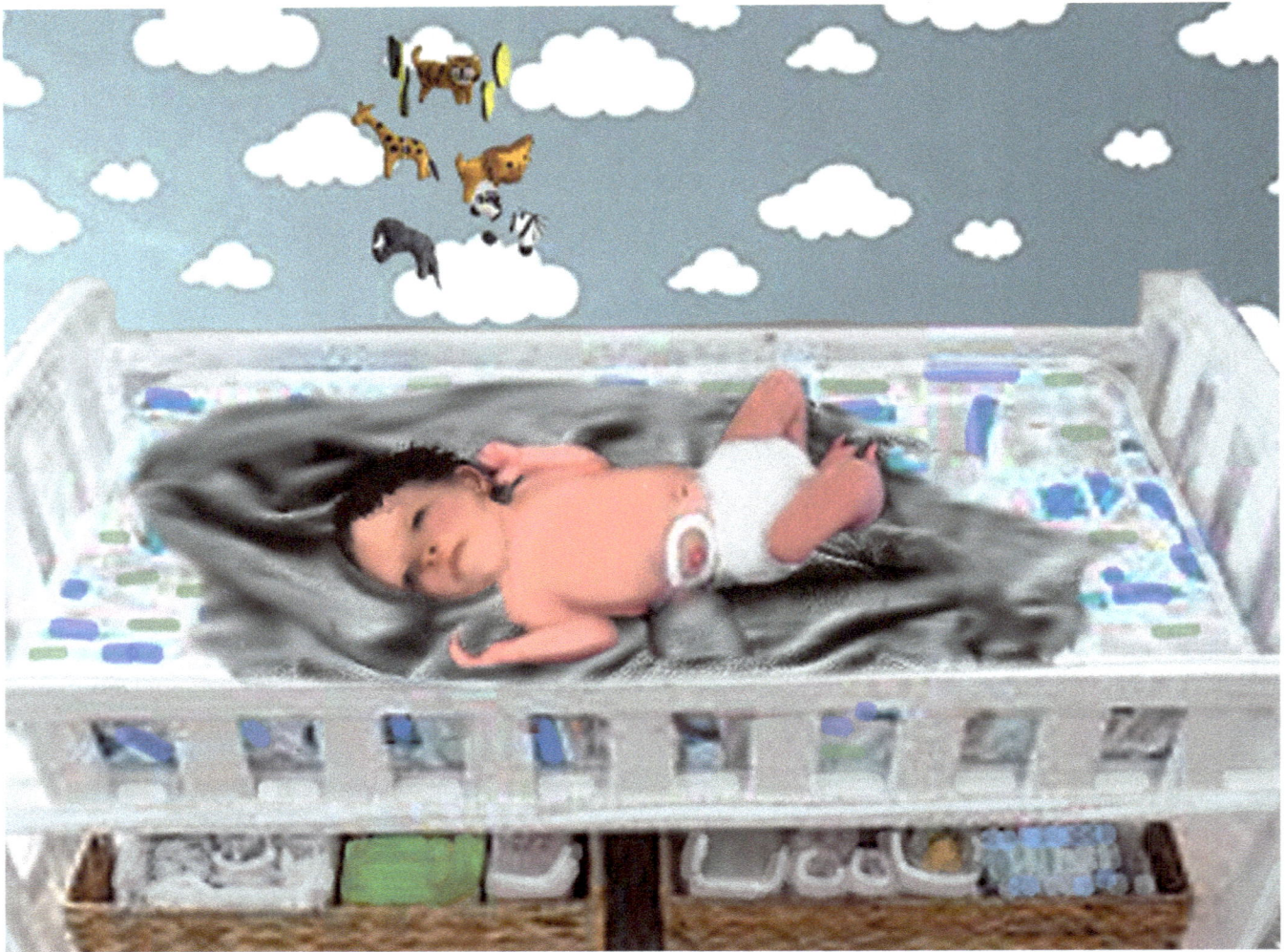

Henri avait besoin d'être opéré pour être soigné. Le docteur nous a dit que lorsque ce serait fini, mon petit frère aurait un gros pansement sur son ventre. En plus, il aurait un petit sac attaché, appelé sac d'*iléostomie.* Henri aurait besoin de ça n'ayant pas de cellules nerveuses dans son colon!

Après l'opération, ma mère et mon père m'ont montré comment changer le sac. Je me souviens de la première fois où je l'ai vu, c'était bizarre mais aussi très cool.

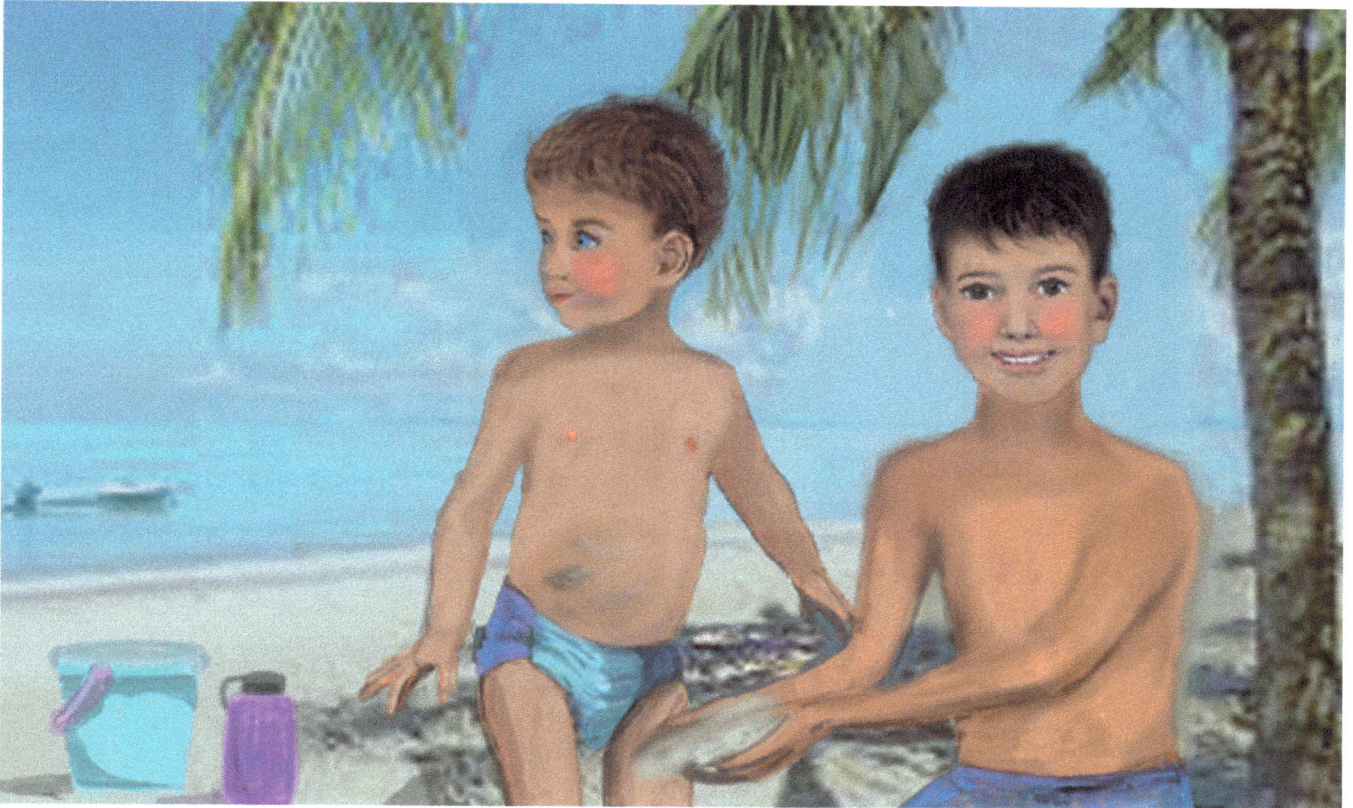

Henri est enfin rentré à la maison. C'était amusant de jouer avec lui. Mais je devais faire attention à son sac. Car si celui-ci se détachait par accident, il y avait des saletés partout et ça sentait très mauvais!

A 20 mois, Henri a dû retourner à l'hôpital pour une autre opération. Cette fois, les docteurs ont pu rattacher la partie saine de l'intestin à son rectum, afin qu'Henri puisse faire ses selles comme nous tous. Les docteurs avaient attendu que mon petit frère soit assez grand et fort pour faire cette opération, et il était enfin prêt ! Cette opération chirurgicale s'appelle la "procédure d'extraction." Tout s'est bien passé et mon petit frère a maintenant une grosse cicatrice sur son ventre.

A présent Henri passe beaucoup de temps sur son pot pour apprendre comment "faire caca." Maman et papa en font toute une montagne à chaque fois qu'il y parvient. On a même commencé à faire une danse de famille pour célébrer cela! Mes copains pensent que c'est très rigolo.

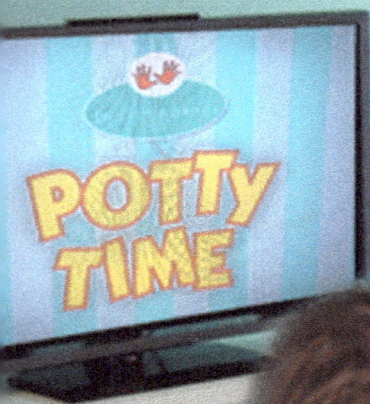

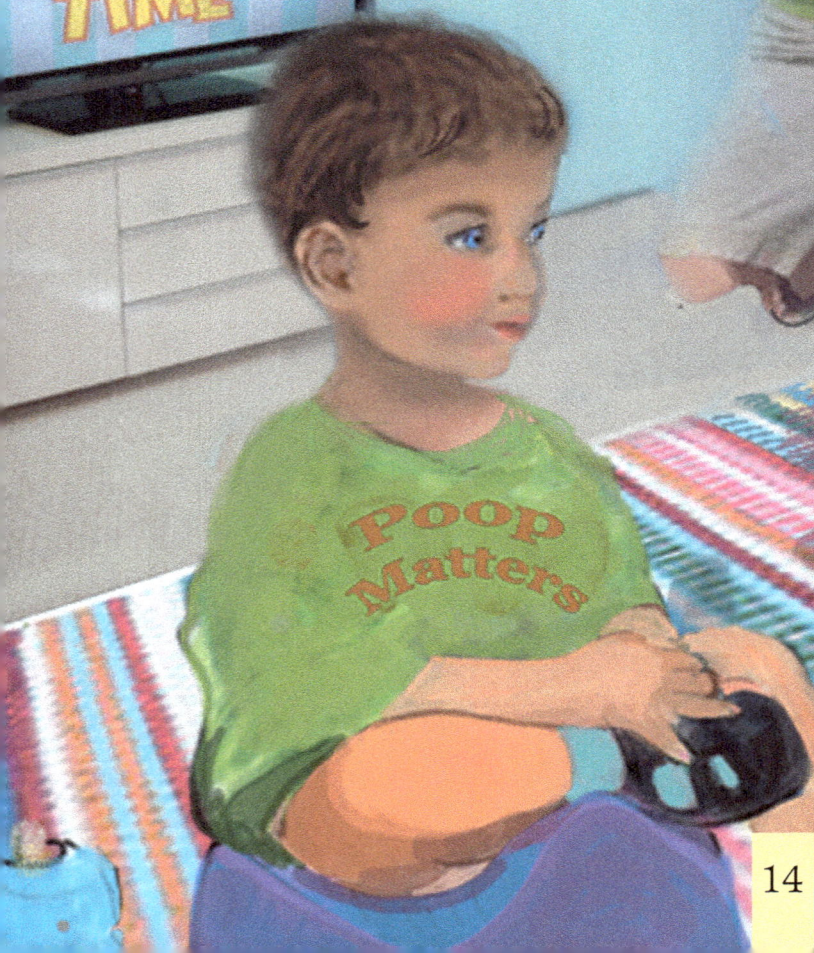

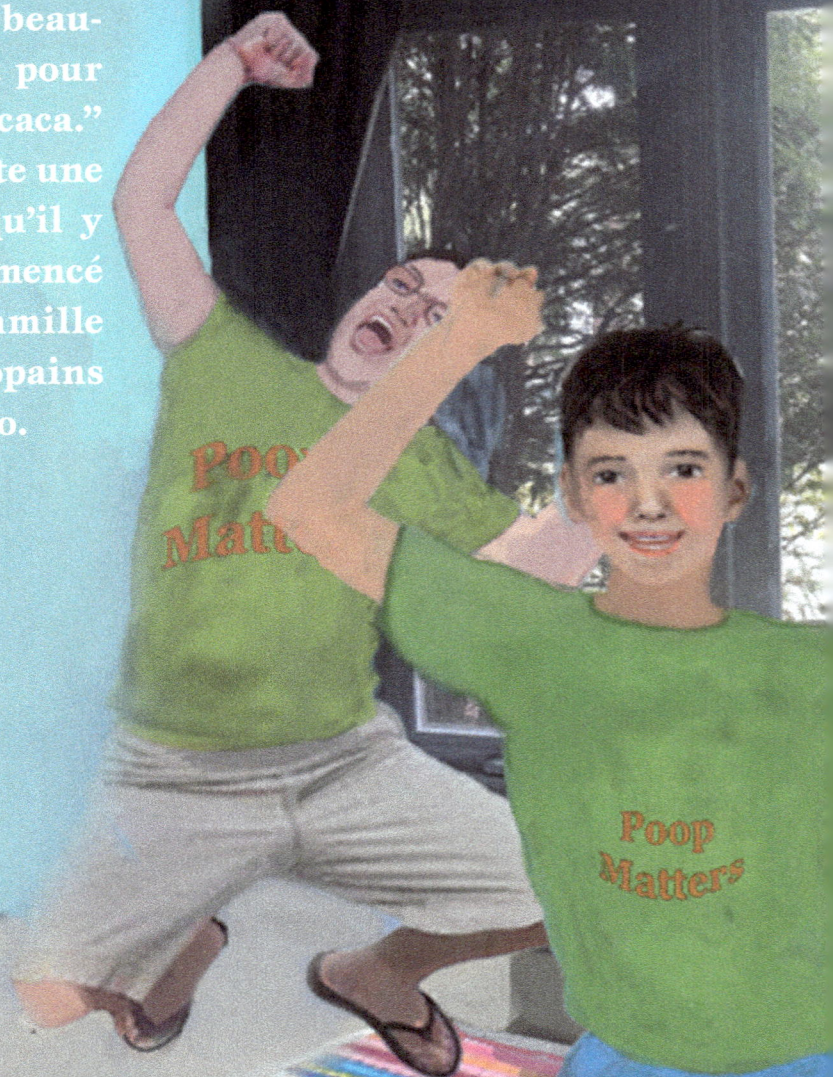

POTTY TIME

Poop Matters

Poop Matters

Poop Matters

14

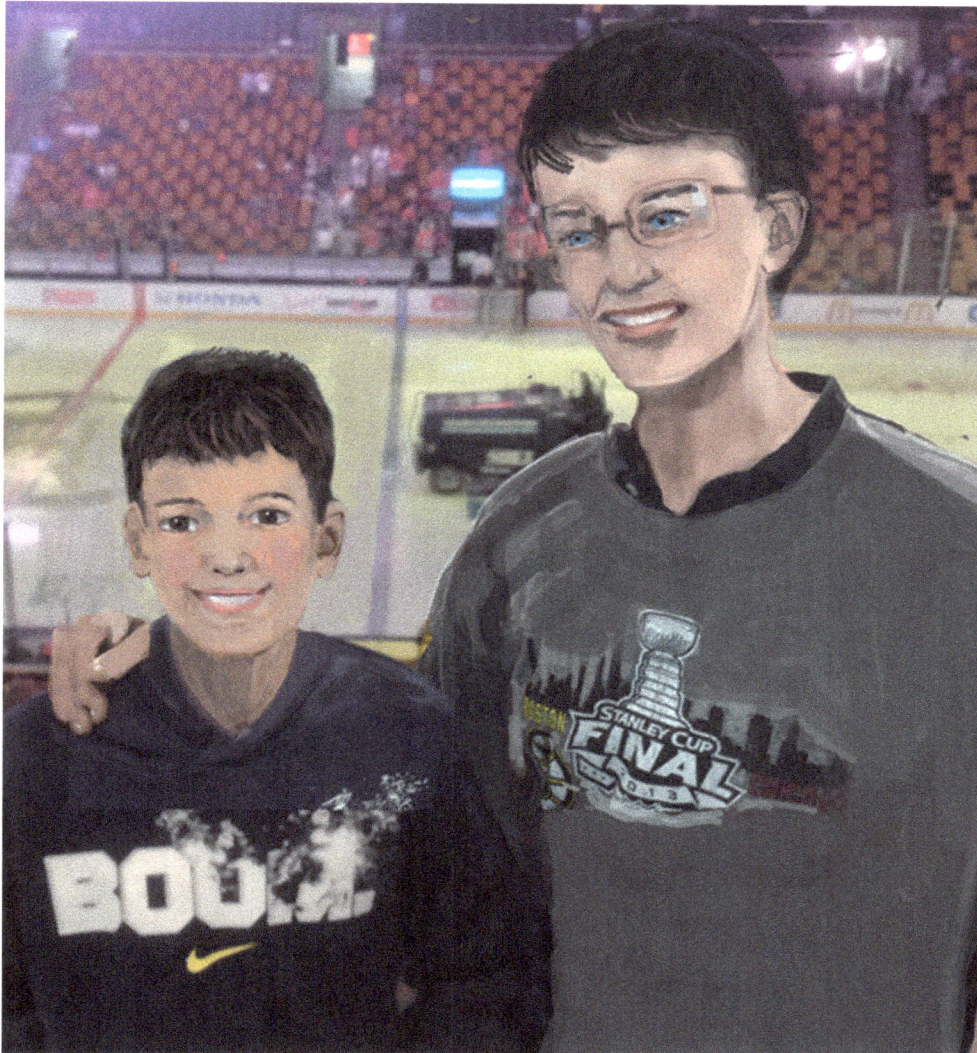

Parfois, j'ai l'impression que mes parents ne pensent qu'à Henri: *Est-ce qu'Henri est allé à la selle? Est-ce qu'Henri est malade? Est-ce qu'Henri a assez mangé? Est-ce qu'Henri a assez dormi?*

Quelquefois je suis en colère. Quand je le dis à mes parents, ils se rendent compte que c'est dur pour moi et je me sens toujours mieux après un gros câlin. Je me sens surtout mieux quand je passe du temps tout seul avec mes parents.

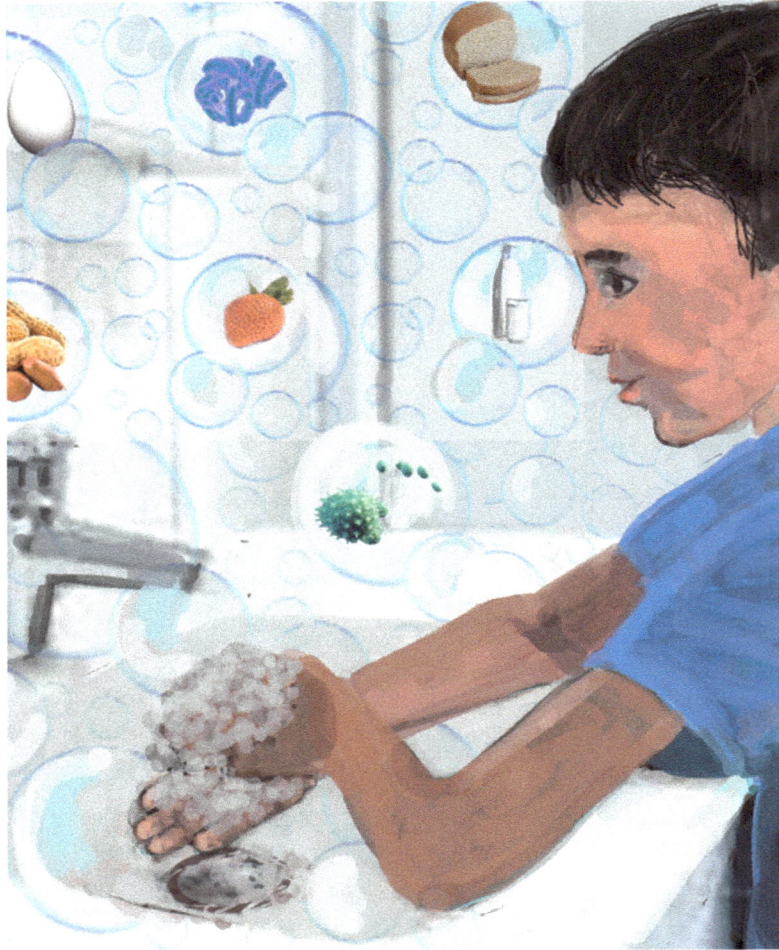

Henri va de mieux en mieux. Cependant il tombe malade lorsqu'il mange certains aliments. Les docteurs disent qu'il a des *allergies alimentaires*. Il faut donc faire attention à ce que l'on mange autour de lui. Et, comme il n'a plus de colon, Henri doit boire beaucoup d'eau chaque jour pour rester bien hydraté.

Enfin, il y a autre chose à propos d'Henri. Lorsqu'il tombe malade, il lui faut plus de temps pour aller mieux. Et ça, surtout quand il attrape un virus intestinal.

Mes parents disent que le meilleur remède est se laver les mains encore plus souvent.

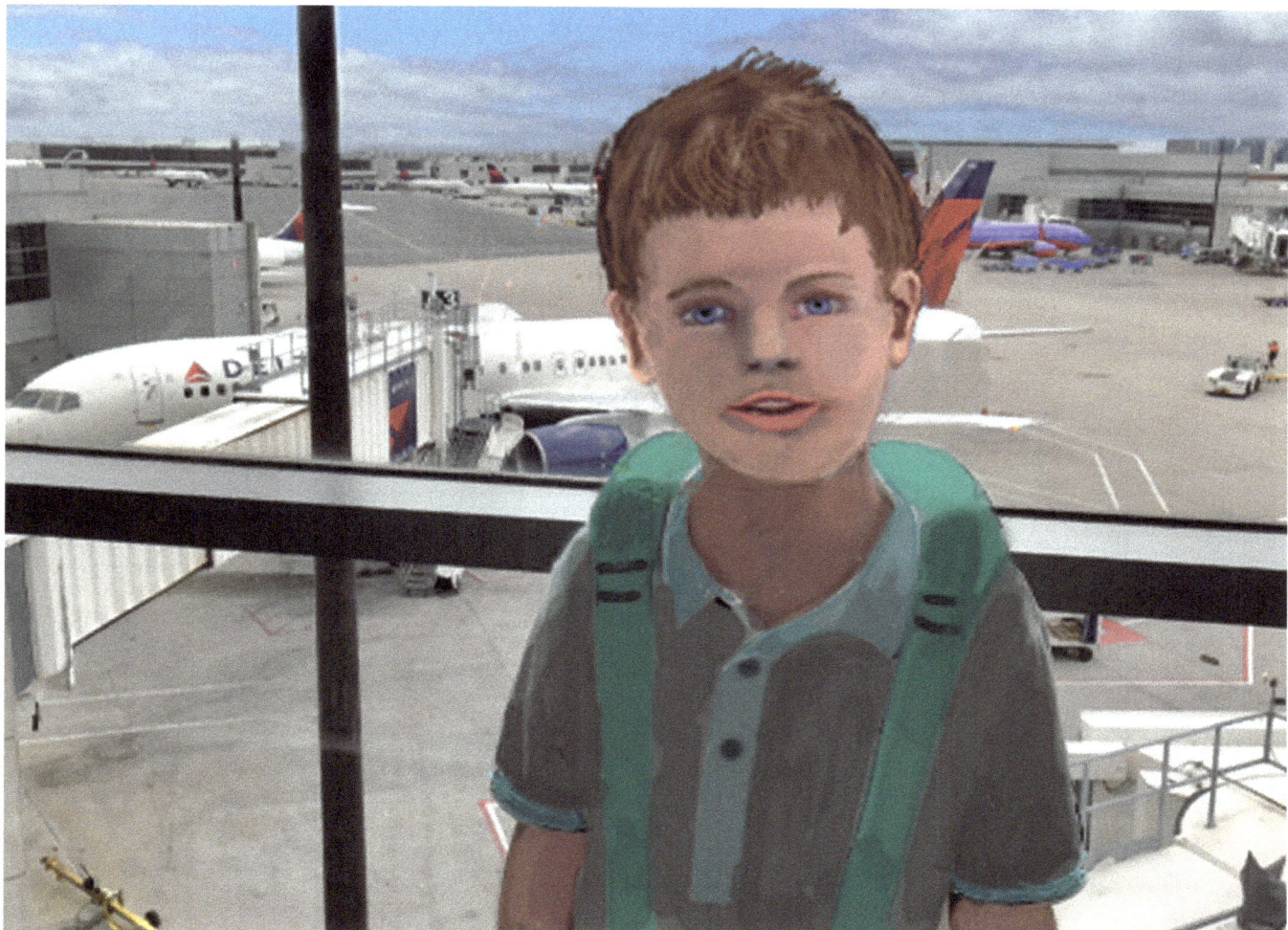

Il y a beaucoup de choses amusantes à faire avec Henri. En particulier j'aime l'été où on va explorer de nouveaux endroits ensemble. Parfois nous prenons l'avion pour aller voir notre famille. Et ça c'est super car on adore les aéroports et les avions.

On a remarqué qu'Henri ne se portait pas bien dans les régions à climat chaud et sec, comme le désert. Les meilleurs endroits pour Henri sont les lieux chauds et humides près d'un point d'eau. Quelle que soit notre destination, mes parents emportent toujours une provision de "produits médicaux" (c'est en fait des médicaments et du matériel médical) pour la durée du séjour.

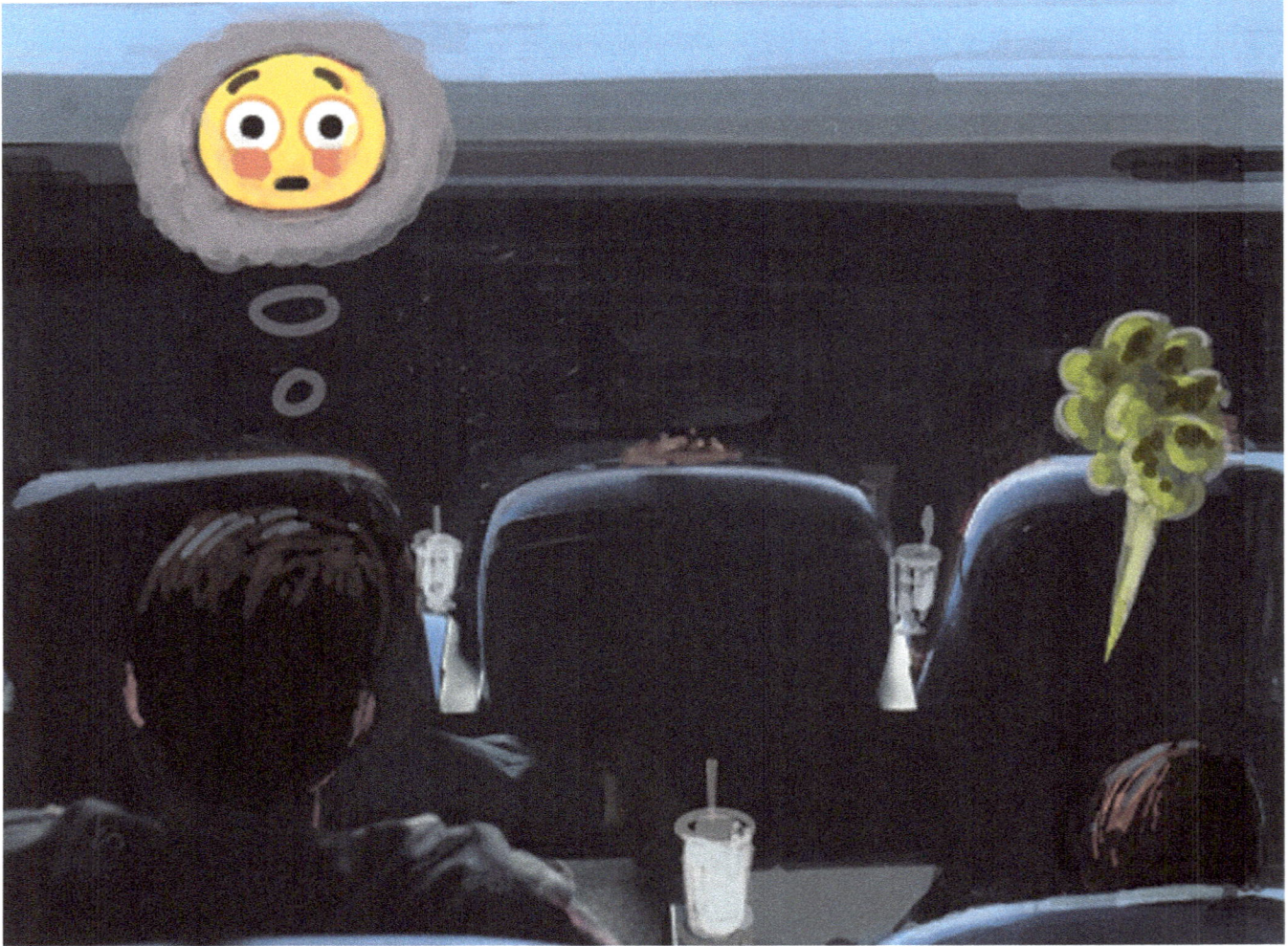

Maintenant la plupart du temps, mes parents peuvent soigner Henri sans l'intervention des docteurs et des hôpitaux. S'il n'arrive pas à aller à la selle on lui fait un petit massage du ventre. Cela aide à passer les gaz.

On appelle ça "mauvais pétous " et on rit tous ensemble. Parfois cela arrive en dehors de la maison, comme au cinéma. Quand ça arrive, ça peut être embarrassant.

Quand Henri n'arrive pas à faire sortir ses gaz, ni ses selles, mes parents lui donnent *une irrigation (lavement)*. Ça l'aide à évacuer les selles qu'il ne peut pousser lui-même. Henri se sent toujours mieux après une irrigation.

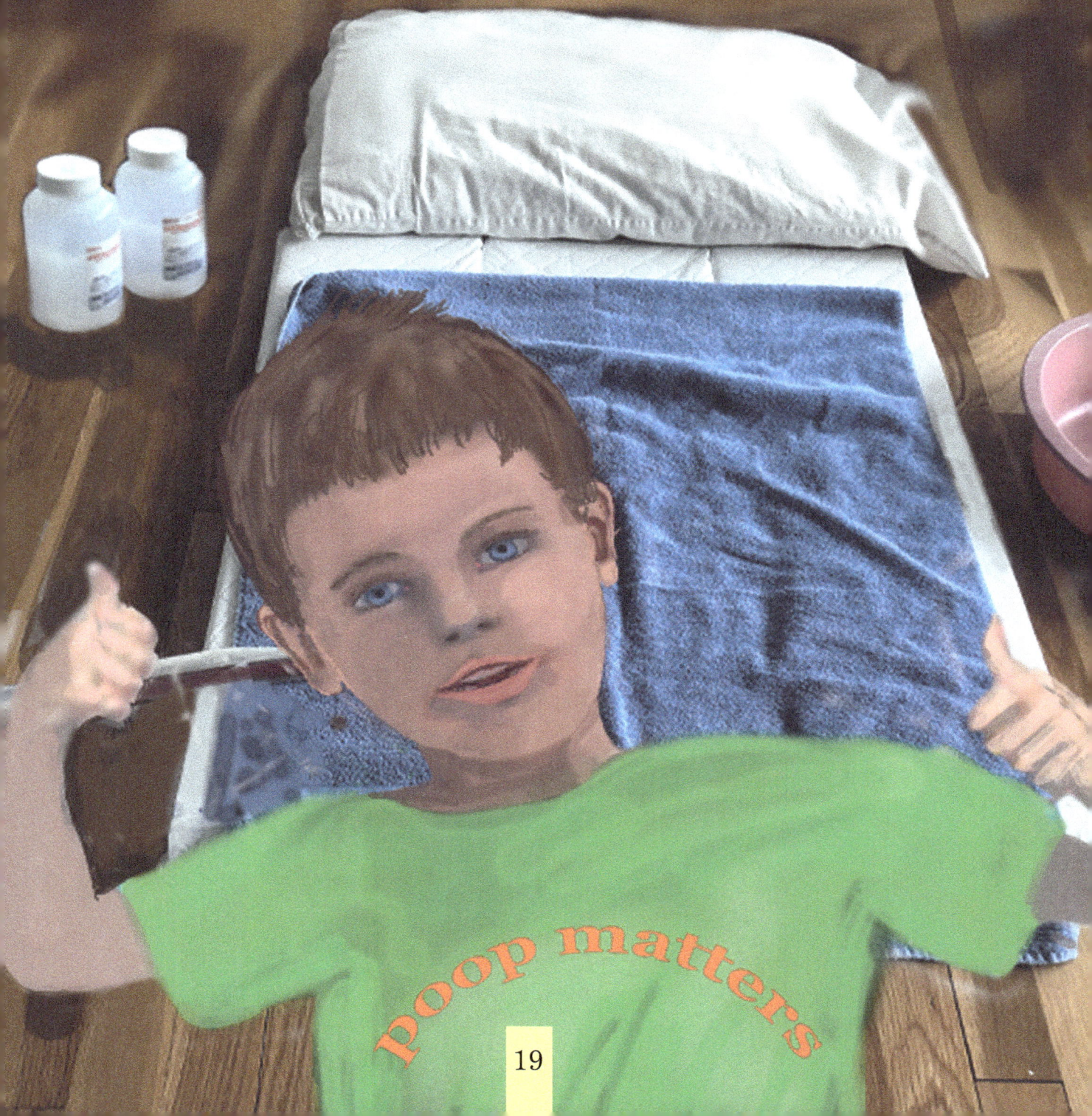

poop matters

Aujourd'hui Henri a 9 ans et il va beaucoup mieux. Parfois on oublie même qu'il a la maladie de Hirschsprung. Henri est un bon nageur. Nous nous régalons à faire du masque et tuba ensemble.

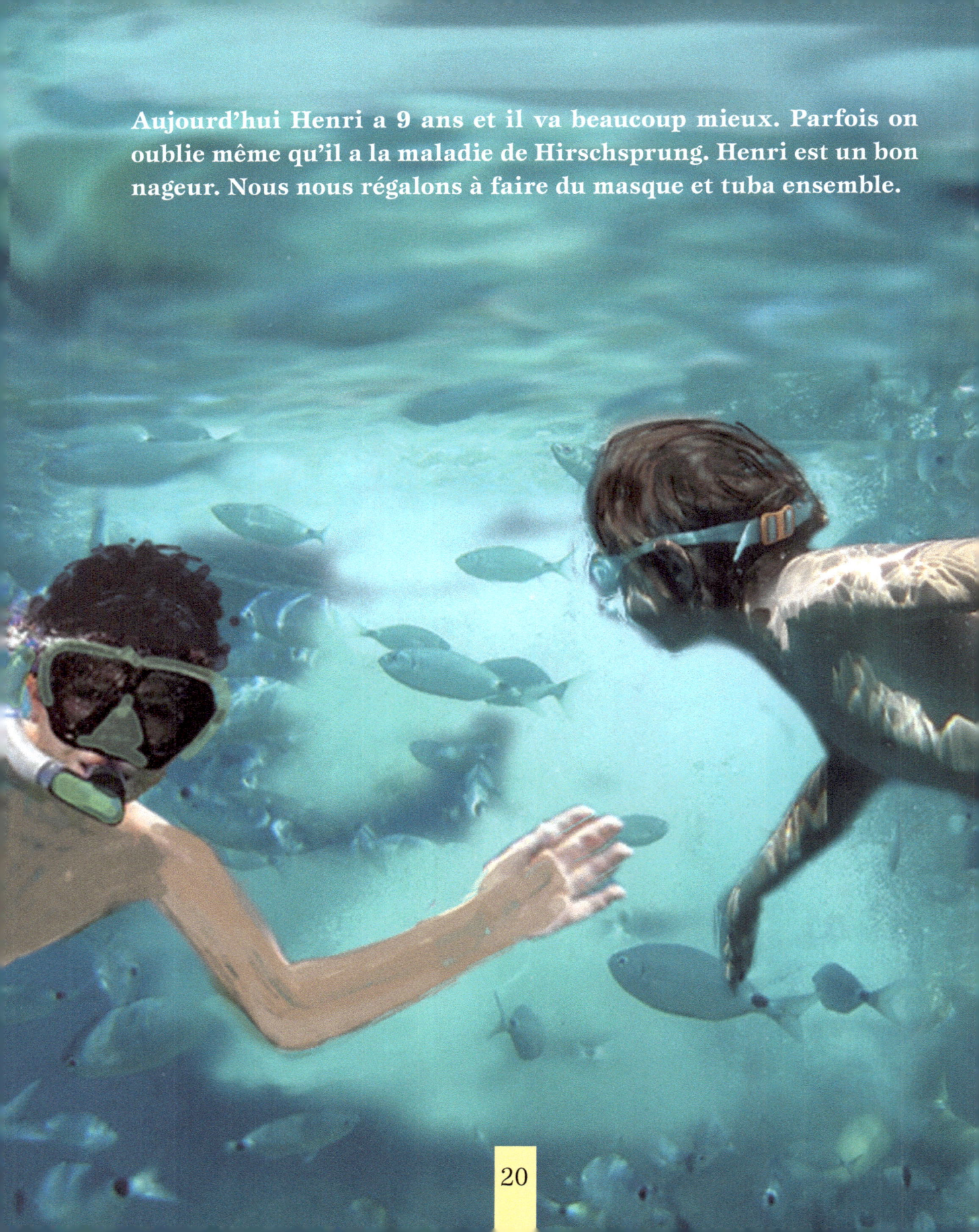

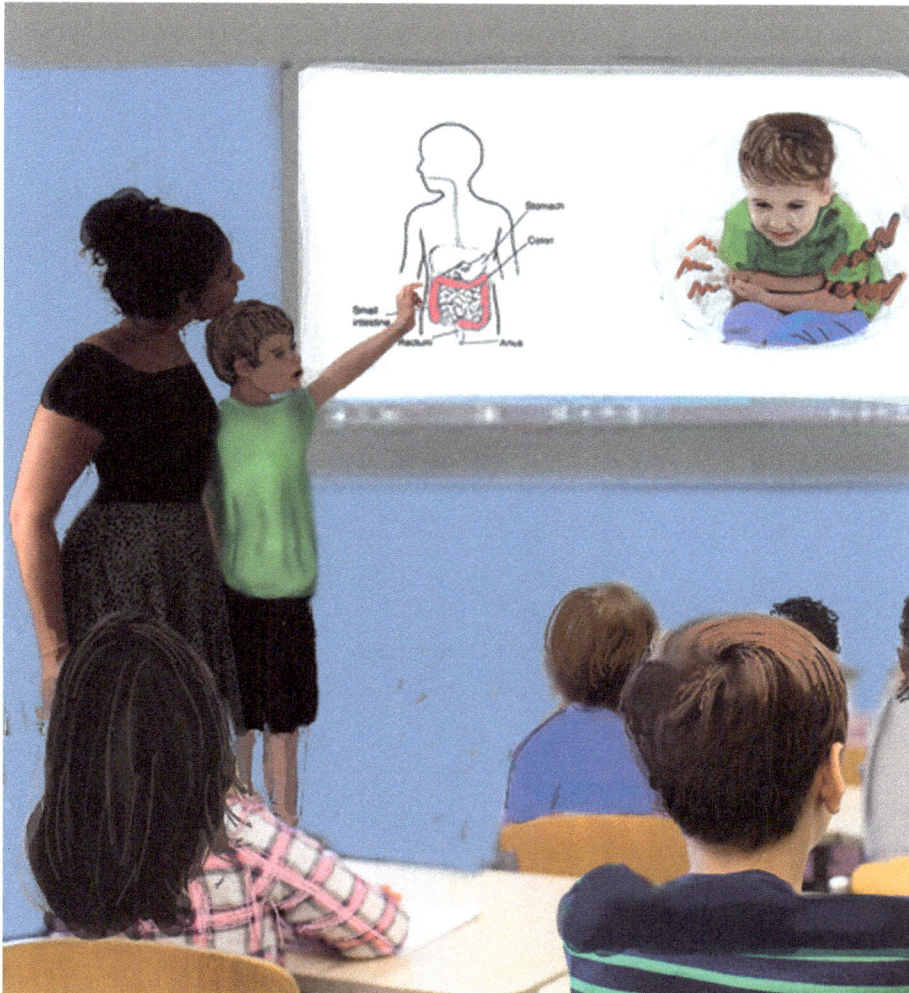

Mais d'autres fois c'est plus difficile d'oublier qu'il a cette maladie notamment quand il doit mettre des couches de protection à l'école. Ses maîtresses connaissent sa situation particulière. Mais parfois les enfants peuvent être méchants quand ils taquinent Henri.

Quand cela arrive, Henri se sent triste et blessé. On en parle ensemble. Henri a eu l'idée de faire un exposé pour expliquer ce qu'est la maladie de Hirschsprung devant sa classe. Une fois que mes parents en ont parlé à la maitresse, on s'est tous mis d'accord pour aider Henri à s'y préparer.

Quand je serai grand, je voudrais être chercheur scientifique pour trouver un remède à la maladie de Hirschsprung.

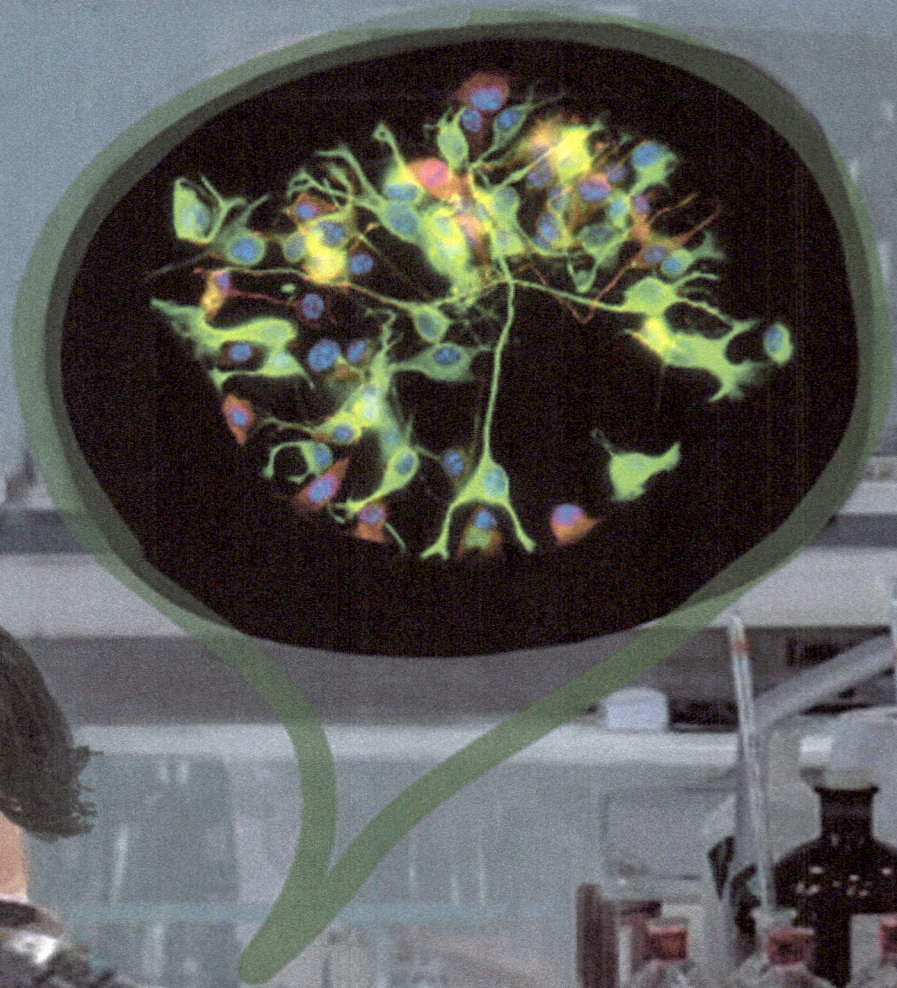

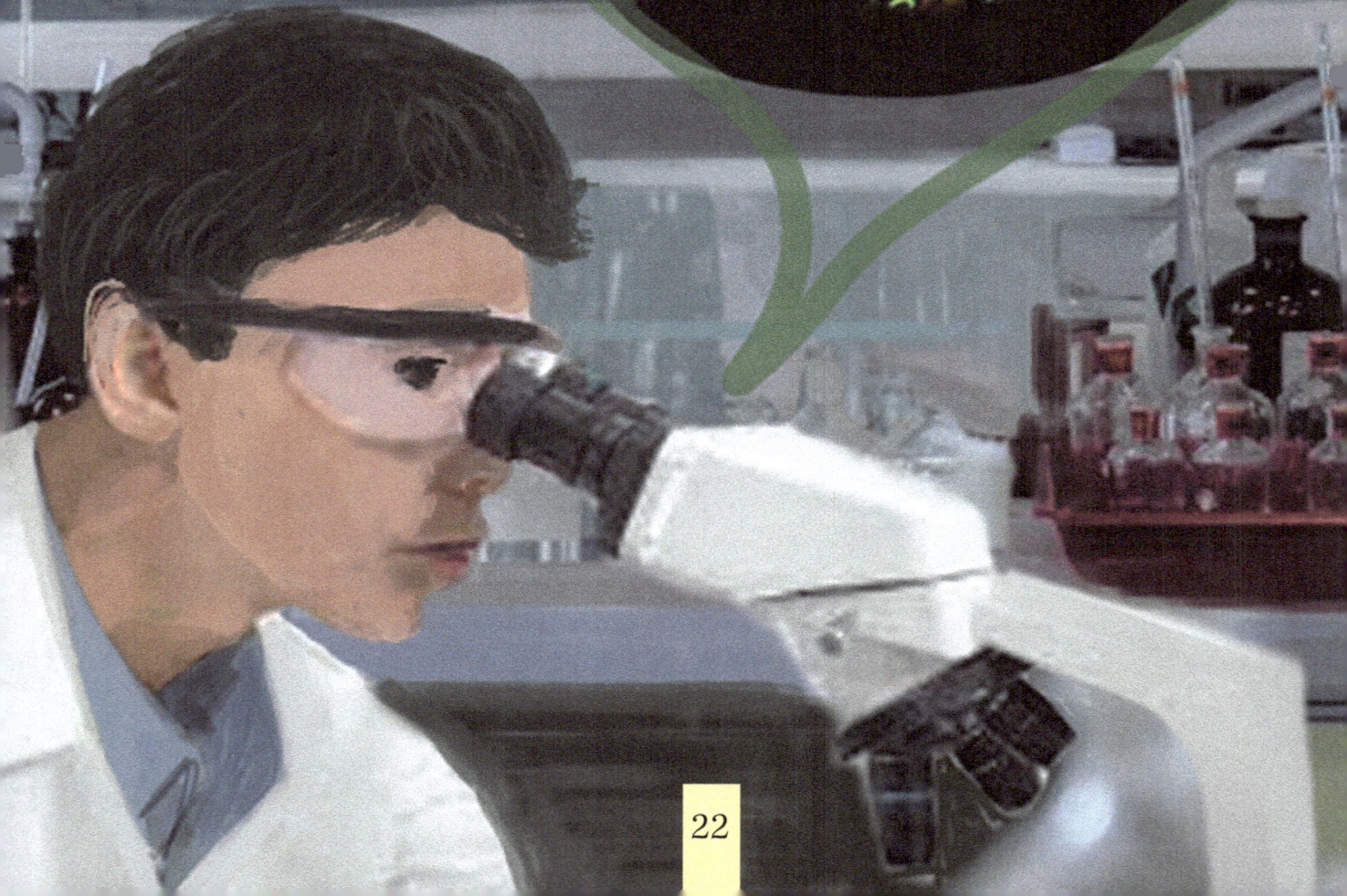

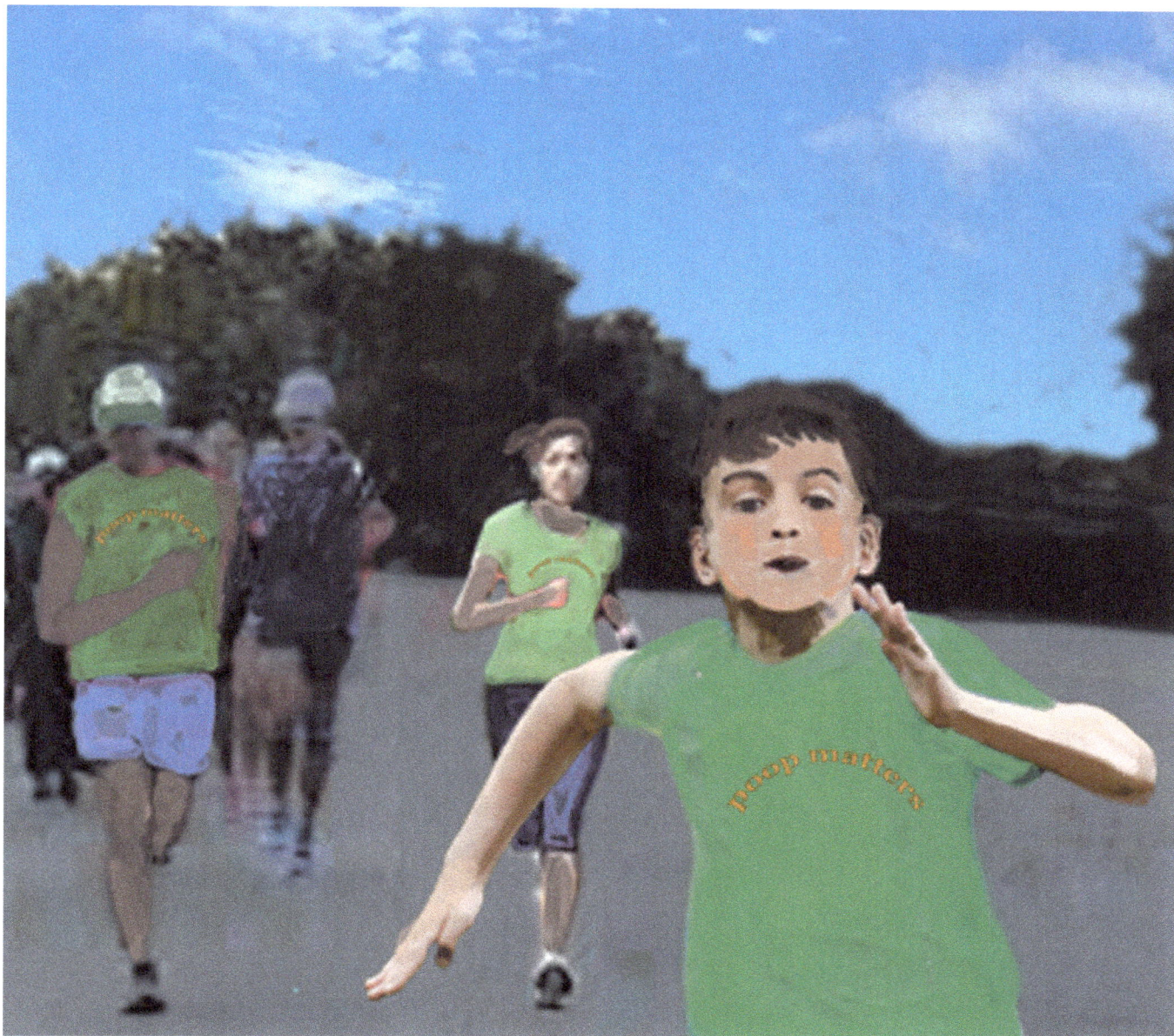

En attendant, mes parents disent que je peux aider d'autres façons. Je vais organiser une course à pied dans ma communauté pour collecter des fonds et sensibiliser les gens à la maladie de Hirschsprung.

GLOSSAIRE

ALLERGIES: C'est un ensemble de réactions immunitaires anormales survenant après contact ou ingestion de substances externes; ce sont le plus souvent des pollens, des poils d'animaux, des poussières ou des aliments auxquels le corps est devenu hyper sensible. Un grand nombre de personnes souffrant de la maladie de Hirschsprung ont des allergies alimentaires. La relation entre les allergies alimentaires et la maladie n'est pas bien comprise.

BIOPSIE: Prélèvement d'un petit morceau de tissu d'un corps vivant afin découvrir la présence, la cause et l'étendue de la maladie.

LE COLON: Partie principale du gros intestin qui absorbe l'eau et les électrolytes de la nourriture qui est non digérée. (le colon est subdivisé en 4 parties, le côlon ascendant ou côlon droit, le côlon transverse, le côlon descendant ou côlon gauche, puis le côlon sigmoïde).

ENTÉROCOLITE: Inflammation des muqueuses de l'intestin grêle et du côlon. Tandis que l'entérocolite peut arriver à tout le monde, elle est particulièrement risquée chez les personnes atteintes de la maladie de Hirschsprung. Elle peut causer de la fièvre, un gonflement abdominal, et des nausées, et quand elle est non détectée et soignée, elle peut être mortelle.

LES CELLULES GANGLIONNAIRES: Elles sont également appelées les cellules nerveuses. Dans les intestins, ces cellules contrôlent la contraction et la relaxation, ce qui permet le passage normal des selles.

LA MALADIE DE HIRSCHSPRUNG: C'est une maladie du colon (gros intestin) où les cellules ganglionnaires sont absentes, ce qui se traduit par son mauvais fonctionnement et l'impossibilité d'évacuer les selles normalement.

ILÉOSTOMIE: Opération chirurgicale au cours de laquelle une partie du petit intestin (l'iléon) est reliée à une ouverture artificielle à travers la paroi de l'abdomen.

IRRIGATION OU LAVEMENT: Nettoyage du colon à l'aide d'eau et de médicament. Pour les patients de la maladie de Hirschsprung, ce procédé nécessite l'utilisation d'un tube de cathéter et de solution saline pour enlever l'excès de gaz et de selles dans les intestins.

MASSAGE: Pétrissage et manipulation des muscles et des articulations avec les mains, afin de les assouplir, de relaxer, de détendre, voire de soulager des douleurs. Les massages de l'abdomen soulagent les douleurs liées aux gaz chez les patients atteints de la maladie de Hirschsprung.

LE MÉCONIUM: Substance verte constituant les premiers excréments du nouveau-né.

LE RECTUM: Portion terminale du gros intestin, qui aboutit à l'anus.

A propos de REACHIRSCHSPRUNG'S

REACH est l'abréviation de Research (recherche), Education, et Awareness (prise de conscience) pour les Children (enfants) avec la maladie de Hirschsprung. C'est une organisation à but non lucratif fondée en 2011 par des parents et docteurs dévoués voulant améliorer la vie des enfants et des familles affectés par la maladie de Hirschsprung. Si vous voulez en savoir plus ou aider, vous pouvez nous contacter à reachirschsprungs@gmail.com ou nous retrouver sur facebook à l'adresse: www.facebook.com/reachhd/ ou sur instagram à www.instagram/reach_hd/.

Notre site internet est *www.reachhd.org*.

A PROPOS DES AUTEURS

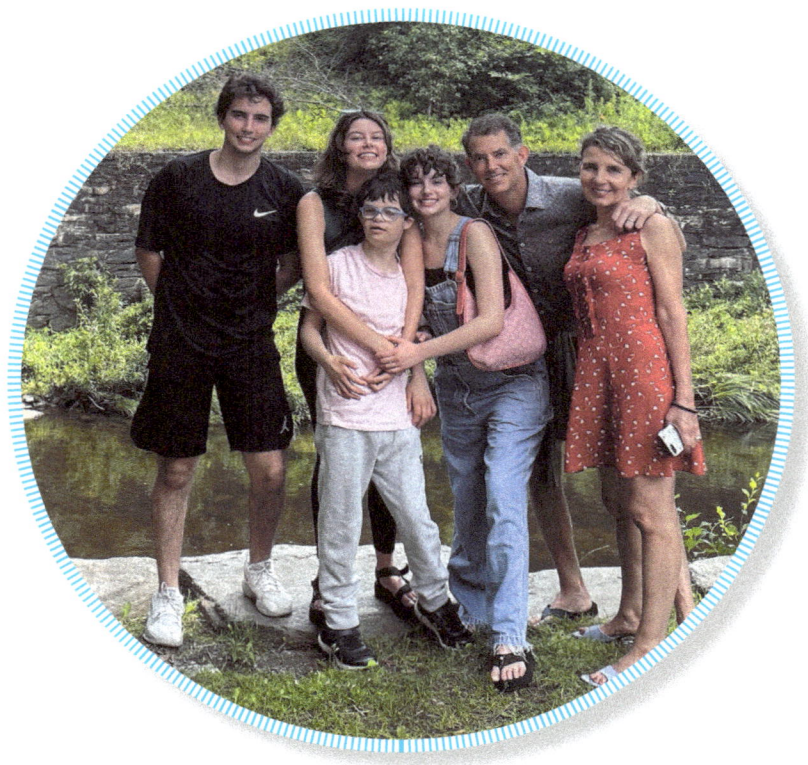

Eric et **Isabelle Schnadig** sont l'équipe, mari et femme, ayant écrit et illustré ce livre. Ils sont également les fiers parents de leurs quatre formidables enfants: Claire, Paul, Nathalie et Adrien. Enfin, ils sont les fondateurs de **REACH**, une organisation à but non lucratif dédiée à la recherche, l'éducation et la prise de conscience des patients et des familles souffrant de la maladie de Hirschsprung. Ils vivent à Concord, dans l'état du Massachussetts.

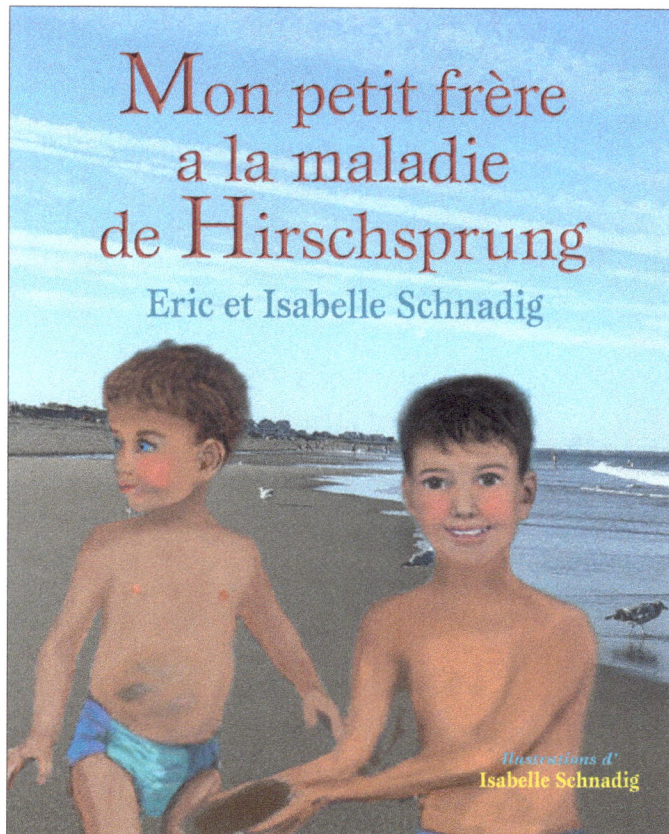

Mon petit frère a la maladie de Hirschsprung

Eric et Isabelle Schnadig

www.reachhd.org

Editeur: SDP Publishing

également disponible en livre électronique

Disponible chez la plupart des grands libraires

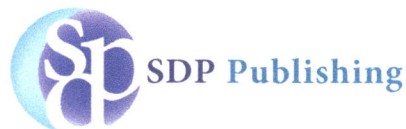

SDP Publishing

www.SDPPublishing.com

Contactez nous à: info@SDPPublishing.com

www.ingramcontent.com/pod-product-compliance
Lightning Source LLC
Chambersburg PA
CBHW041430270326
41934CB00020B/3493